KURZ UND KNAPP

Zucker-

frei

Die Volks Droge Nummer 1

Der Beste Weg aus der Zucker Falle

Autor.: M. Rock

Disclaimer-Alle Inhalte dieses Ratgebers wurden nach bestem Wissen und Gewissen verfasst und nachgeforscht. Allerdings kann keine Gewähr für die Korrektheit, Ausführlichkeit und Vollständigkeit der enthaltenen Informationen gegeben werden. Der Herausgeber haftet für keine nachteiligen Auswirkungen, die in einem direkten oder indirekten Zusammenhang mit den Informationen dieses Ratgebers stehen.   41

<u>Vorwort</u>

Morgens das Frühstücksmüsli aus der Packung, auf der Arbeit dann um halb zehn ein Kaffee, gerne mit Milch und Zucker, Mittags gibt es zum Essen, weil es schnell gehen muss, Pommes mit Ketchup und Mayo, nachmittags noch einen Latte Macchiato, dazu ein Stück Kuchen und Abends auf der Couch einen Salat mit Joghurtdressing, dazu ein Glas Rotwein. Natürlich sieht unser Tagesablauf nicht immer so aus und Mittags gibt es statt Pommes auch mal Pasta mit Tomatensoße - Aber wenn es um das Süßungsmittel Zucker geht, fällt uns oft gar nicht auf, wie präsent er in unserer täglichen Ernährung ist. Es ist uns eben einfach nicht bewusst. Sicher ist: Zucker schmeckt uns allen.

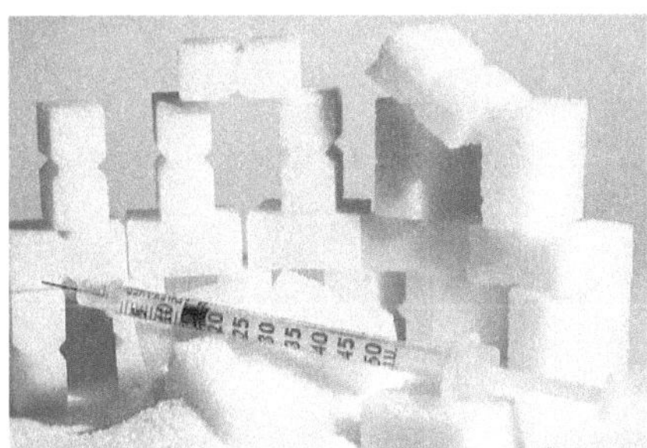

Und Zucker steckt auch in so fast allem drin, was wir gerne essen und trinken - ob nun süß oder herzhaft: Schokolade, Fruchtjoghurts, Puddings, Marmelade, Honig, Gummibärchen, Nussnougatcreme, Pralinen, Kuchen, Torte, Kakaogetränke, Fruchtsäfte, Limonaden, Energydrinks, süße Desserts, Instant-Kaffee, Alkohol wie Sekt, Wein und Cocktails, Fertiggerichte, Fertigsoßen und Fertigdressings, Wurst, Light-Produkte, Fast Food, Salzstangen und Chips und so weiter. Bei all den Produkten, die Zucker als Bestandteil tragen und konsumiert verliert man schnell den Überblick, was jetzt eigentlich noch irgendwie essbar ist. Vor allem, wenn man im Alltag seinen Zuckerkonsum reduzieren will.

—-Wenn in diesem E-Book von Zucker gesprochen wird, ist der sogenannte „freie" Zucker gemeint: Haushaltszucker, aber auch Ein- und Zweifachzucker, Speisen und Getränken zugesetzt, aber auch vorhanden in Honig, Sirup oder Fruchtsäften.—-

Die süßen Gene

Dass wir oft nicht genug von Süßem bekommen können, hat evolutionstechnische Gründe - wir können also nicht einmal etwas für unsere Lust auf Süßes. Denn schon zu Urzeiten wurde alles, was süß ist, mit nicht giftig, also essbar gleichgesetzt. Bittere Lebensmittel hingegen, so haben unsere Vorfahren gelernt, sind giftig und sollten daher besser nicht verzehrt werden. Diese Herangehensweise hat uns damals bei der Nahrungssuche geholfen und zudem war es in vergangenen Zeiten sinnvoll, immer so viel wie möglich zu essen, denn Supermärkte mit Schokoladenregalen gab es damals noch nicht. Also hat man von süßen Nahrungsmitteln eben einfach viel gegessen. Heute wissen wir es natürlich besser, und müssen uns auch keine Sorgen mehr machen, ob der Verzehr von Gemüse uns in Ohnmacht fallen lässt. Aber die Vorliebe für Süßes prägt uns heute immer noch. Das ist per se sicher nicht schlecht, allerdings leben wir unsere Vorliebe für Süßes allzu oft aus. Und letztendlich liegt hier das große Problem: Wir überfressen uns an Dingen, die wir nur in Maßen zu uns nehmen sollten.

<u>120 Meter hoher Zuckerturm</u>

Statistiken zufolge nehmen wir allein in Deutschland pro Kopf täglich etwa 100 Gramm Zucker zu uns - das sind circa 35 Kilogramm Zucker pro Jahr, und rund drei Kilogramm pro Monat. Davon fallen rund 83 Prozent auf Lebensmittel wie Süßigkeiten, Backwaren, Fertiggerichte und Milchprodukte. Würde man die je drei Gramm wiegenden Zuckerwürfel, die wir Deutschen jedes Jahr zu uns nehmen, stapeln, dann hätten sie eine Höhe von circa 120 Metern!

Die Weltgesundheitsorganisation (World Health Organization, WHO) empfiehlt, höchstens 25 Gramm pro Tag Zucker zu konsumieren, das entspricht fünf Prozent täglich. Das entspricht etwa sieben Zuckerwürfeln oder sieben Teelöffeln pro Tag, fünf Stück Schokolade, drei Doppelkeksen oder 15 Gummibärchen. Nicht viel, wenn man bedenkt, dass der deutsche Durchschnittsverbrauch an Zucker um das vierfache höher ist als die von der WHO empfohlene Tagesmenge.

Neu ist die von der WHO vorgeschlagenen Richtlinie übrigens nicht. Bereits 1989, also vor fast zwanzig Jahren, schlug die WHO vor, den täglichen Zuckerkonsum auf zehn Prozent des täglichen Kalorienbedarf zu reduzieren, also auf rund 50 Gramm Zucker pro Tag. „Wir haben gute wissenschaftliche Belege dafür, dass ein Anteil an freien Zuckern von weniger als zehn Prozent der Energiezufuhr das Risiko für Übergewicht, Fettleibigkeit und Karies reduziert", so Dr. Francesco Branca, Direktor des Department of Nutrition for Health and Development der WHO.

So weit wie die WHO geht die Deutsche Gesellschaft für Ernährung (DEG) übrigens nicht. Sie empfiehlt, wie die WHO bereits vor fast zwanzig Jahren, täglich maximal 50 Gramm an Haushalts- oder Traubenzucker oder konzentrierte Süße (diese kommt in Honig, Fruchtsäften und Sirup vor), den „freien" Zucker, zu konsumieren.

Was aber ist dieser freie Zucker, auch versteckter Zucker genannt, eigentlich, vor dem gewarnt wird? Gemeint ist damit Zucker, der sich in verarbeiten Lebensmitteln befindet. Die Namen sind vielfältig, haben aber meist eins gemein: Sie enden auf der Endung -ose: Die bekanntesten sind wohl Fruktose und Dextrose. Aber auch Dicksaft oder Magermilchpulver stellen eine versteckte Zuckerquelle dar. Da sich der Zuckergehalt eines Lebensmittels aus mehreren Zuckerarten zusammensetzen kann, können in einem Verzeichnis über die Inhaltsstoffe auf der Produktverpackung gleich mehrere Zuckerarten stehen - das kann zu einer echten Entschlüsselungsherausforderung werden. Das wohl klassischste Beispiel: Ketchup. Rund ein Teelöffel Zucker steckt in einem Esslöffel der roten Pommessoße - und damit ein Sechstel der empfohlenen Tagesration. Und bei Limonaden explodiert der freie Zuckergehalt geradezu: Ein einziges 0,25 ml Glas Cola enthält stolze 27 Gramm mehr Zucker, als man täglich konsumieren sollte.

Süßer Fluch und Segen

Alle, die jetzt laut „Muss ich jetzt komplett auf Zucker verzichten?" aufschreien, seien an dieser Stelle beruhigt.
Denn: Ganz ohne das Süßungsmittel geht es nicht. Wir alle
brauchen die Energie, die im Zucker als Glukose, um-
gangssprachlich Traubenzucker genannt, gespeichert ist,
und unser Gehirn erst recht - es allein verbraucht täglich
rund 140 Gramm Zucker. Um es etwas drastischer zu formulieren: Ganz ohne Zucker wären wir nicht lebensfähig.
Was wir aber nicht brauchen ist der schon erwähnte freie,
isolierte Zucker - eben genau den, den wir in den meisten
Lebensmitteln finden. Unser Körper kann Zucker nämlich
selbst herstellen, indem er komplexe Kohlenhydrate aus
Getreide, Proteinen, Fetten, Gemüse oder Vollkornproduk-
ten in Glukose umwandelt - dazu müssen diese aber erst
im Darm aufgespalten und umgewandelt werden.

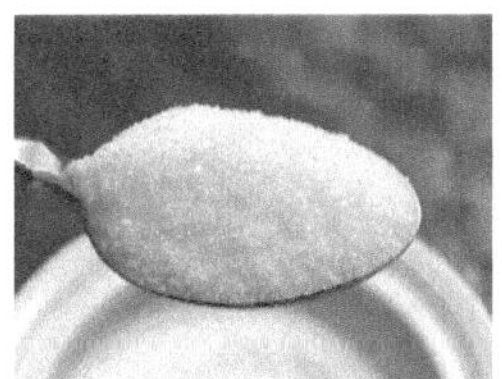

Dieser natürliche Verbund von Glukose und den unterschiedlichen Begleitstoffen sorgt für eine vollständige Verarbeitung des Zuckers, ohne extreme Schwankungen des Blutzuckerspiegels zu bewirken. Der Blutzuckerspiegel steigt nur langsam an und es wird weniger Insulin für den Glukose-Transport benötigt. Der freie Zucker hingegen geht ohne Umwege auf direktem Wege ins Blut. Die Folge: Der Blutzuckerspiegel steigt rasant an.

Und so schnell der Blutzuckerspiegel ansteigt, fällt er auch wieder ab. Wir erfahren also einen kurzen Energiekick, und um diesen konstant aufrecht zu erhalten, benötigen wir erneut schnell etwas Süßes in Form von freiem Zucker. Zucker kann - vergleichbar mit einer Droge - abhängig machen, da er das Belohnungssystem im Gehirn aktiviert. Unser Belohnungssystem reagiert auf Zucker also ähnlich wie auf zum Beispiel Alkohol und schüttet das Wohlfühlhormon Dopamin aus.

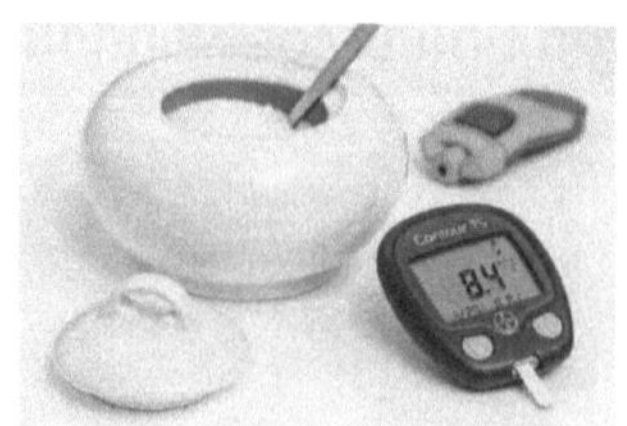

„Dieses dopaminare Belohnungssystem führt dazu, dass
alles, was mit dem Konsum von Süßigkeiten zu tun gehabt
hat, markiert wird als etwas Wichtiges, Aufmerksamkeit er-
regendes", erklärt der Suchtforscher Falk Kiefer von der Uni
Heidelberg. Der Mensch will immer mehr und immer wieder
- und schon sind wir im Teufelskreis von Heißhunger aus
Süßes und einem zu hohem Blutzucker gefangen, gepaart
mit Fetteinlagerungen, denn Zucker wird in Fett umgewandelt. Um aus diesem Teufelskreis zu entkommen, muss das
Ziel sein, den Blutzuckerspiegel und damit den Insulinspie-
gel niedrig zu halten. Hannah Frey, Ernährungswissenschaftlerin, Befürworterin von Clean Eating, das auf unverarbeitete Lebensmittel setzt, und erfolgreiche Betreiberin
der Website „Projekt Gesund Leben" schreibt: „Zucker, wie
wir ihn in Deutschland kennen, wird aus heimischen Zu-
ckerrüben gewonnen.

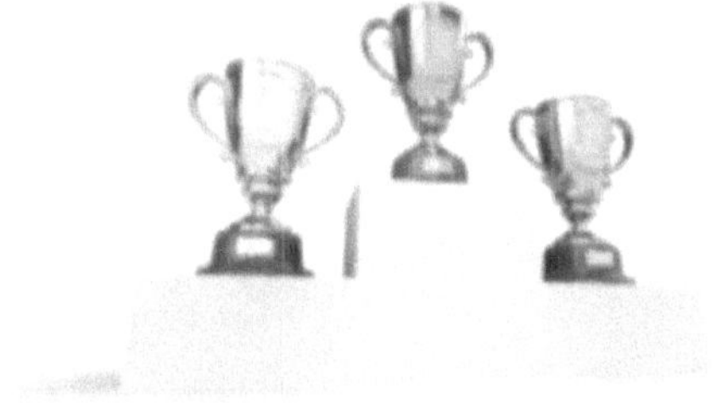

Dieser wird mehrfach raffiniert und das Endprodukt ist weißer Haushaltszucker. Weißer Zucker enthält aufgrund der starken Verarbeitung außer Energie (400 kcal/100 g) keinerlei Nährstoffe mehr. So ist Haushaltszucker nicht mehr „natürlich" – und damit auch alles andere als Clean Eating.[…] künstliche Süßstoffe wie Aspartam, Saccharin oder Cyclamat sind […] auch kein guter Ersatz. […] Das Hormon beschleunigt die Aufnahme von Zucker aus dem Blut in die Muskelzellen. Dadurch sinkt Ihr Blutzuckerspiegel sehr rasch, und das will der Körper sofort wieder ausgleichen. Die Folge sind oft regelrechte Heißhungerattacken. So besteht die Theorie, dass Sie auch durch künstliche Süßstoffe und die vielen „Light-Produkte" eher zu als ab nehmen. Nicht umsonst werden Süßstoffe z. B. als Appetitanreger in der Tiermast verwendet."

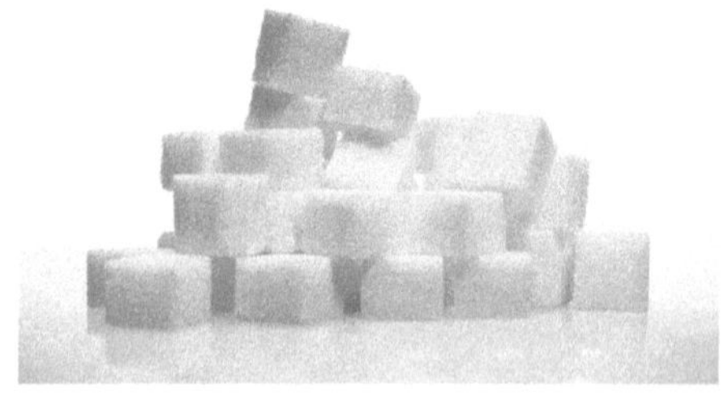

Übrigens, noch etwas zum Thema Heißhungerattacken auf Süßes: Diese sind nicht nur Anzeichen eines zu schnell gesunkenen Blutzuckerspiegels zu verstehen, sondern auch als Botschaft oder, wenn man es etwas drastischer formulieren will, Hilferuf des Körpers zu deuten. So versucht uns der Körper begreiflich zu machen, dass ihm lebensnotwendige Stoffe wie Mineralien, Spurenelemente und Vitamine fehlen, die er braucht und welche am besten mit der nächsten ausgewogenen Mahlzeit geliefert werden. Da wir die Signale unseres Körpers aber leider oft vernachlässigen, lassen wir es wieder zur nächsten Heißhungerattacke kommen.

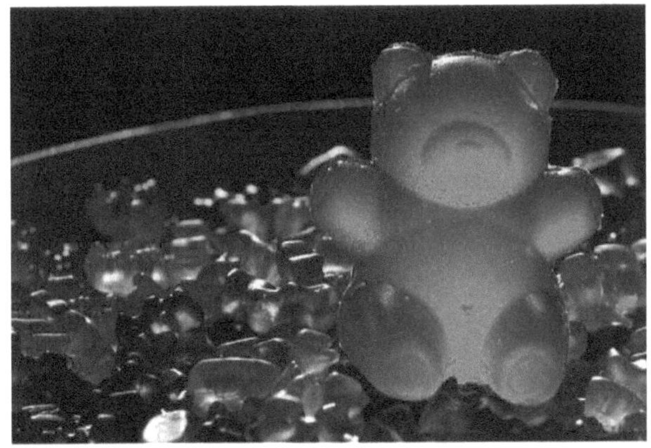

Die gesundheitlichen Probleme eines zu hohen Zuckerkon-
sums reichen von Verdauungsproblemen, Sodbrennen, An-
triebs- und Energielosigkeit, Müdigkeit, Schlafstörungen,
Konzentrationsschwäche über Depressionen und Schlaf-
problemen bis hin zu Diabetes, und die kann ernste Schä-
den an Gefäßen, Nerven und Nieren verursachen, zu Blut-
hochdruck oder im schlimmsten Fall zum Schlaganfall und
Herzinfarkt führen - rund fünf Millionen Diabetiker leben allein in Deutschland. Zudem steigt mit einem erhöhten Zuckerkonsum das Risiko, an Übergewicht zu leiden - in
Deutschland sind rund 53 Prozent der Frauen und 67 Prozent der Männer übergewichtig. Und Übergewicht begünstigt wiederum das Risiko, an Herz-Kreislauf-Erkrankungen
oder Krebs zu erkranken. Und überhaupt überwiegen ganz
klar die Nachteile des Zuckers: Er enthält keine Vitamine,
Mineralstoffe und sättigt nicht. Und kann abhängig machen.

Dass Zucker schlecht für die Gesundheit ist, ist übrigens nicht erst seit gestern bekannt: Bereits 1964 gab es in Amerika Erkenntnisse, dass Zucker mitverantwortlich ist für Diabetes und Herz-Kreislauferkrankungen. Die Zucker-Lobby drehte den Spieß aber so um, dass nicht der Zucker, sondern Fett für die Gesundheit schädlich sei.

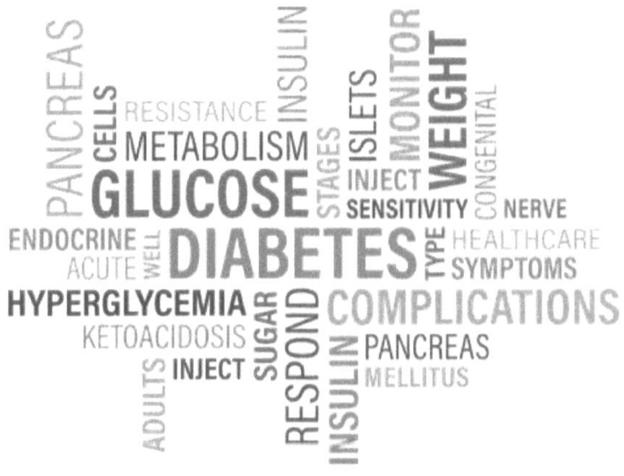

Die Vorteile, auf Zucker zu verzichten, sind einige, wie Hanna Frey auf ihrer Website „Projekt: Gesund leben" aufzählt: Da wäre zum einen das bessere Sättigungsgefühl durch eine reduzierte Aufnahme von künstlich hergestellter Fructose. Und damit weniger Übergewicht. Grund ist der Blutzuckerspiegel: Bleibt dieser über den Tag hin relativ konstant, schützt er uns so vor Heißhungerattacken. Zudem verändert sich der Geschmackssinn: „Die Geschmacksknospen werden sensibilisiert und neutralisiert, wodurch eine Entwöhnung von einer extrem unnatürlichen Süße stattfindet. Lebensmittel mit viel zugesetztem Zucker oder Süßigkeiten, die sonst verzehrt wurden, werden bald als viel zu süß empfunden", erklärt Hanna Frey. Gleichzeitig wird man feststellen, dass man Obst plötzlich viel süßer wahrnimmt, als vorher. Außerdem bewirkt eine Reduktion von Zucker, dass man sich insgesamt einfach besser in seiner Haut fühlt und diese auch reiner wird und langsamer altert. Denn ein zu hoher Zuckerkonsum macht die Haut anfällig für allerlei Hautprobleme.

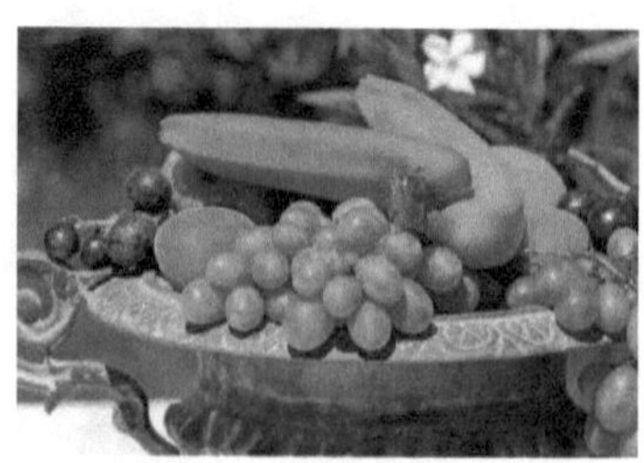

Ein Verzicht auf zugestehen Zucker wirkt sich auch positiv auf mögliche Herzkrankheiten aus und zudem schont er die Leber. Denn, so erklärt Hanna Frey, „bei zu hohem Zuckerkonsum (insbesondere industriell hergestellte Fructose) kann die Leber den Zucker nicht mehr verarbeiten und abtransportieren. Sie speichert die Fette – und die Leber verfettet zunehmend. Wenn der Zucker weggelassen wird, wird damit der Überlastung der Leber vorgebeugt." Und nicht zu vergessen fühlt sich der Darm mit weniger industriellem Zucker einfach besser. Denn zu viel Zucker bringt unsere Darmflora durcheinander, was sich in Verstopfung, Völlegefühl oder Blähungen bemerkbar machen kann.

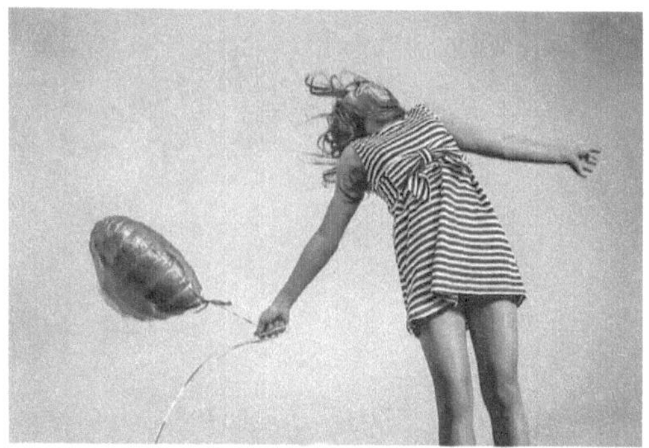

Zuckerfrei - Kühlschrank leer?

Wenn man im Alltag auf Zucker verzichten will (oder zumindest weniger davon zu sich nehmen will) ist dies natürlich nicht einfach und es stellt sich die Frage, was man eigentlich überhaupt noch essen kann, wenn doch irgendwie in fast allem, was man gerne isst, Zucker drin steckt. Statt zur Schokolade lieber zu einem Apfel zu greifen ist leichter gesagt als getan. Der Geist ist oft schwach, auch wenn wir wissen, dass ein Zuviel nicht gesund ist. Und doch sind die Verlockungen, denen wir täglich ausgesetzt sind in Form von Kuchen, Schokomuffins, Keksen, Limonade und Co., groß - oft zu groß. Ein Leben so ganz ohne Trostschokolade oder ab und an mal Pommes mit Ketchup, ganz zu schweigen von der geliebten Pizza mit einem Feierabendbier, kann sich fast keiner vorstellen.

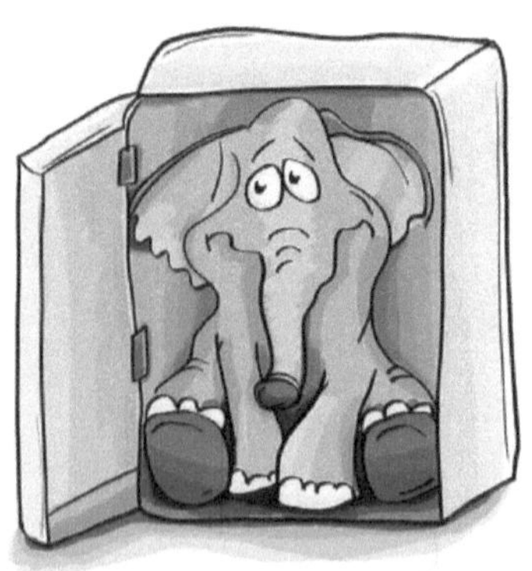

Hinzu kommt noch der oft gesellschaftliche Druck. Denn wer will auf einer Party schon ein Stück Kuchen, Chips der ein Glas Sekt ablehnen? Oder was bleibt überhaupt auf der Speisekarte im Restaurant an zuckerfreien Optionen übrig? Wie bei so vielen Dingen im Leben ist aller Anfang schwer, insbesondere wenn die Versuchungen an jeder Supermarktecke lauern. Deshalb sollte man sich nicht zu sehr unter Druck setzen bei seinem Vorhaben eines zuckerreduzierten Alltags. Natürlich hängt es auch davon ab, wie viel Zucker man normalerweise gewöhnt war, täglich zu sich zu nehmen.

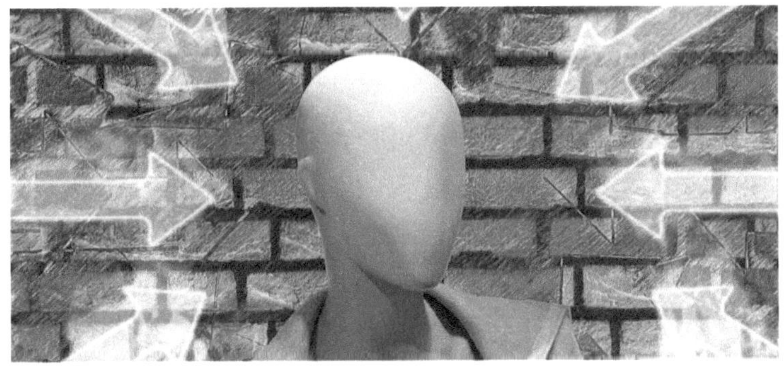

Hier sind fünf Tipps von Clean Eating-Ernährungsexpertin
Hanna Frey kurz und knapp zusammengefasst, die bei der
Herausforderung, auf Zucker zu verzichten, helfen:

1. Gute Planung

Wer auf eine Reise geht, packt vorher schließlich auch seinen Koffer und überlegt, was er mitnimmt oder lieber zu
Hause lässt. Da einfacher Zucker in einer ganzen Menge
an Lebensmitteln steckt, muss man sich überlegen, wann,
wie und wo man isst und was man einkauft. Sonst wird das
Vorhaben zum Spießrutenlauf.

2. Ausmisten, und zwar radikal

„Ich kann nur empfehlen, den Kühlschrank, das Gefrierfach
und die Küchenschränke einmal genau unter die Lupe zu
nehmen und alles Zuckerhaltige auszusortieren", sagt
Hanna Frey. Also alles, was an Genüssen in den eigenen
vier Wänden steht, einer Generaluntersuchung unterziehen
und notfalls: weg damit.

3. Gemeinsam ist man stärker, heißt es oft. Und das gilt
auch für ein zuckerfrei(er)es Leben. Mit Gleichgesinnten
kann man sich besser austauschen als mit Freunden, die
einen nur belächeln. Und: Man hat einen stärkeren Willen
zum Durchhalten.

4. Abends früh Zähne putzen

Wer hat schon Lust, extra nochmal Zähne zu putzen, wenn man sie schon einmal geputzt hat? Dann verzichtet man doch lieber auf ein süßes Betthupferl vor dem Schlafengehen. „Der minzige Geschmack der Zahnpasta dämmt die Lust auf Süßes ein. Und darüber hinaus würde ich persönlich abends nie nochmal etwas essen, wenn ich die Zähne schon geputzt haben", so die Clean Eating-Ernährungsexpertin Hanna Frey.

5. Fettiges bei Heißhunger

Die Gedanken Kreisen unentwegt um Schokolade und die Hand ist bereits in Versuchung, nach dem braunen Gold zu greifen? Lenken Sie sie stattdessen zu fettigen Lebensmitteln wie Avocado, Käse oder Nüssen. Die stillen den Heißhunger und das Verlangen nach Süßigkeiten.

Conscious Eating statt fast Supermarketing

Es ist wie so oft die Menge, die den Ton angibt. Sich gelegentlich etwas Süßes gönnen ist nicht das Problem, sondern die Regelmäßigkeit, in der wir süße Ernährungssünden begehen. Wer seinen Alltag zuckerfreier gestalten will, muss seine Denk- und Sichtweise umstellen - und Zeit haben.

Das Wichtigste auf dem Weg hin zu einem zuckerreduzierten Alltag sind Regeln und eine grundlegende Änderung des eigenen Einkaufsverhaltens. Im Alltag so einzukaufen, dass man möglichst zuckerfrei den Einkaufswagen füllt, ist sicher keine leichte Aufgabe, denn in unserer schnelllebigen Zeit fehlt uns oft genau diese, um uns mit den Lebensmitteln, die wir einkaufen, auseinanderzusetzen und mal ganz konkret auf die Inhaltsstoffe zu schauen und zu hinterfragen, was in einem bestimmten Produkt eigentlich so alles drin steckt.

Die Endung -ose beispielsweise entlarvt oft den versteckten Zucker, wie zum Beispiel Maltose, Dextrose oder Fruktose. Denn Zucker sind eben nicht immer nur diese süßen, weißen Kristalle, die so schön auf der Zunge zergehen. Und da sich der Zuckergehalt eines Lebensmittel aus mehreren verschiedenen Zuckerarten zusammensetzen kann, ist ein Blick auf die Inhaltsstoffe unerlässlich, und nach und nach lernen, die Angabe dieser richtig zu lesen.

Klar und damit einfach zu umgehen sind die offensichtlichen Zuckerquellen wie Softdrinks, Fast Food, Süßigkeiten, Limonaden, Energy Drinks, Desserts, süße Teilchen - also alles, auf dem schon von weitem ganz dick Zucker auf der Verpackung steht. Zu guter Letzt sind Fertiggerichte Zuckerfallen: Diese enthalten oft große Mengen an verstecktem Zucker. Ein paar Beispiele gefällig (ein Zuckerwürfel entspricht etwa drei Gramm Zucker): Eine Tiefkühlpizza mit Salami hat sechs Zuckerwürfel, das ach so gesunde Fitness-Müsli stolze 39 Zuckerwürfel und der Früchtejoghurt acht Zuckerwürfel.

Die Lösung ist einfach und doch für viele zu aufwendig:
Statt Fertigprodukte zu konsumieren sein Essen frisch zubereiten - man muss ja nicht gleich in die Sterneküche aufsteigen. Ein konsequenter Verzicht auf zuckerhaltige Lebensmittel und Haushaltszucker sollte durch eine proteinreiche Ernährung mit viel Gemüse und gesunden Fetten mit hohem Omega 3 Anteil abgelöst werden.

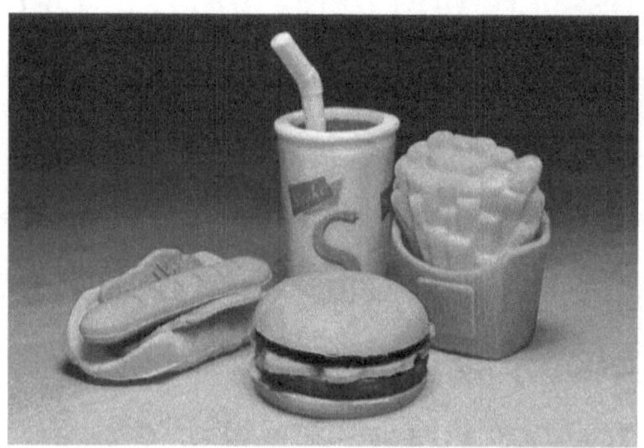

Leichte Rezepte sind für den Einstieg in einen zucker-
freie(er)en Alltag optimal und diese zubereitet mit biologi-
schem, saisonalen Obst und Gemüse - umso besser.
Dadurch bestimmt und weiß man selbst, welche Zutaten im
Essen stecken. Sicher ist es auch wie schon erwähnt nicht
verkehrt, sich bestimmte Zeiten zu setzen, wann man isst.
Plant man seine Mahlzeiten, ist die Versuchung geringer,
zu einem schnellen, sehr wahrscheinlich mit Zucker gefüll-
ten Snack zu greifen. Und: Man weiß genau, was man einkaufen muss und erliegt nicht der Versuchung noch ein
paar ungesunde Snacks mit in den Einkaufswagen zu pa-
cken.

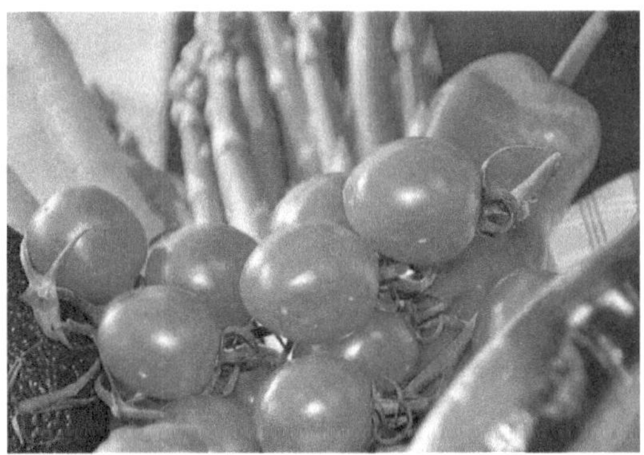

Für einen guten Start in den Tag - eine bewusste Ernährung fängt schon beim Frühstück an. Statt Frühstückszere-
alien sollte man lieber Haferflocken essen und kann diese
ganz nach Bedarf mit frischen Früchten süßen. Oder man
isst statt fertigem Fruchtjoghurt Naturjoghurt mit Früchten.
Denn Früchte bringen dank des enthaltenen Fruchtzuckers
von sich aus Süße mit und liefern zudem wichtige
Ballaststoffe und Vitamine. Und statt den Tee oder Kaffee
am Morgen mit Zucker zu süßen, kann man Schritt für
Schritt darauf verzichten. Zuckerbomben können übrigens
auch Säfte sein. Aber Moment mal: Sind diese nicht gesund, weil sie aus Obst hergestellt sind? Grundsätzlich
stimmt das. Sie liefern zusätzlich wichtige Vitamine, Ballaststoffe, Mineralien und sekundäre Pflanzenstoffe. Trennt
man aber Fruchtzucker von diesen Bestandteilen wie zum
Beispiel bei Fruchtsäften, können wir in kurzer Zeit sehr viel
mehr zu uns nehmen als wir es normalerweise tun würden.
Ein Liter Saft mal kurz in der Sportpause? Kein Problem.
Aber drei Kilogramm Früchte auf einmal? Wohl eher nicht.
Aber genau so viel Kilogramm stecken gerne mal in einem
Liter Saft.

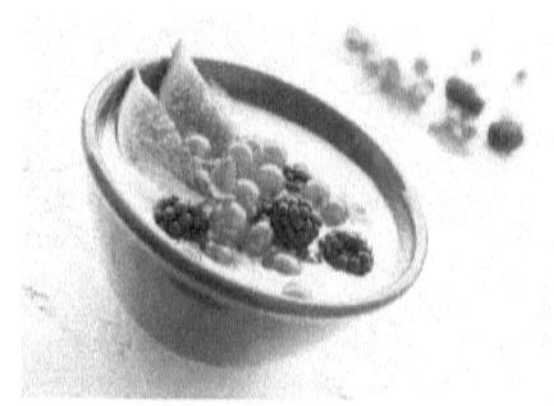

Süßstoffe unter der Lupe

Wer auf Zucker im Alltag verzichten will, nicht aber auf den süßen Geschmack, der kann auf Ersatzmittel oder Süßstoffe zurückgreifen. Die Verbraucherzentrale Hessen testete einige Süßmacher und kam zu dem Ergebnis, das keine der getesteten Süßmacher „eine sinnvolle Alternative zum klassischen Haushaltszucker" darstellt. Denn sie sind meist teurer als die aus Zuckerrohr oder Rüben hergestellte Saccharose, haben oft lange Importwege hinter sich, sind zudem oft stark verarbeitet und nicht gesünder als handelsüblicher Zucker. Daher ist die einstimmige Empfehlung der Verbraucherzentralen: Zucker lieber reduzieren, anstatt Zuckerersatzstoffe als zu nutzen.

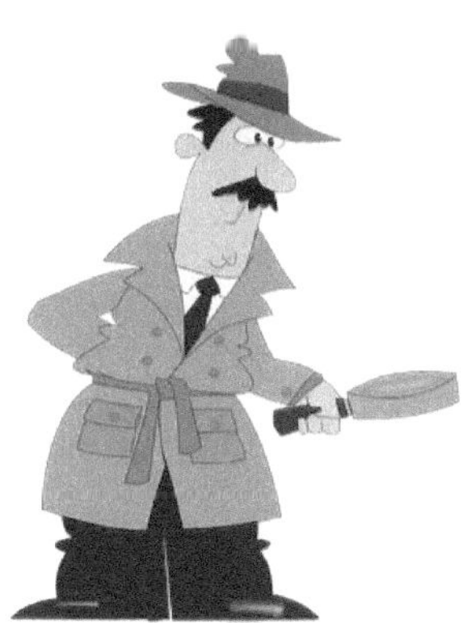

Stevia

In vieler Mund ist Stevia, ein Süßungsmittel, dessen Süß-
kraft rund 30-mal intensiver als die von Zucker ist. Der Un-
terschied: Stevia beeinflusst weder den Blutzuckerspiegel
noch begünstigt es Zahnkaries. Stevia ist übrigens kein natürliches Produkt: Für die extreme Süße sorgen sogenannte
Stevioglykoside, die in chemischen und physikalischen Ver-
fahren aus der Pflanze herausgelöst, gereinigt und kon-
zentriert zu Pulver verarbeitet werden. Geschmacklich erin-
nert Stevia an Lakritz - und das ist Geschmacksache.

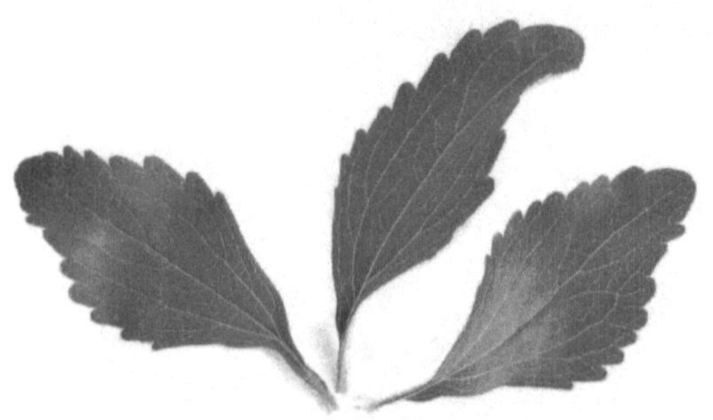

Birkenzucker

Birkenzucker, vermutlich eher unter dem Namen Xylit bekannt (einfach das nächste Mal auf die Inhaltsstoffe auf der Kaugummipackung schauen und nach Xylit suchen), hat nur rund halb so viele Kalorien wie Zucker. Der Name ist etwas irreführend, denn Birkenzucker wird aus in der Landwirtschaft anfallenden Reststoffen wie zum Beispiel Harthölzern oder Stroh hergestellt: Die Reststoffe kommen in eine 200 Grad heiße Natronlauge, aus der zuerst die Zuckerart Xylose gewonnen, die dann in Xylit umgewandelt wird. Natürlich klingt anders. In größeren Mengen kann Birkenzucker Blähungen verursachen und abführend wirken.

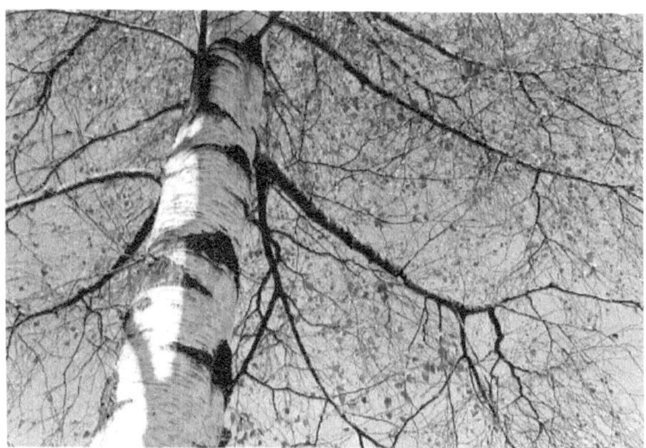

Kokosblütenzucker

Gerade sehr beliebt als Zuckerersatz ist Kokosblütenzucker. Gewonnen wird er aus dem Saft der Kokosblüte und ist im Gegensatz zu Stevia oder Birkenzucker ein relativ natürliches Produkt. Kokosblütenzucker lässt im Gegensatz zu Zucker den Blutzuckerspiegel nur langsam ansteigen und stellt eine gute Alternative zum industriellen Zucker dar.

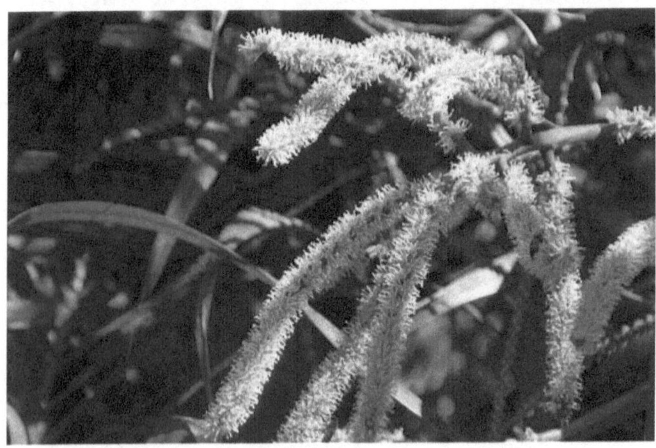

Yaconzucker

Eine weitere Süß-Alternative ist Yaconzucker. Gewonnen wird er aus der in Peru wachsenden Yaconwurzel. Yaconzucker ist optimal für Übergewichtige und Diabetiker: Er enthält nur die Hälfte an Kalorien wie Zucker, Dicksäfte oder Honig.

Wer komplett auf Süßungsmittel verzichten will, kann auch pürierte, reife Bananen als gesunden Süßungsersatz nutzen. Aufpassen sollte man aber bei Trockenfrüchten wie Datteln, Rosinen oder Feigen: Diese sind zwar durchaus eine Alternative zum raffinierten Zucker und enthalten zudem wichtige Mineralien und Vitamine, allerdings enthalten sie im Vergleich zu püriertem Obst ein Vielfaches an Fruchtzucker. Deshalb sollten Trockenfrüchte in nicht zu großen Mengen konsumiert werden.

Honig, Ahornsirup oder Dicksäfte wie Agavendicksaft sind weitere Alternativen zum Süßen. Jedoch sollte hier nicht vergessen werden: Sie sind von Natur aus süß, bestehen aber aus Einfachzucker - so ist Agavendicksaft einfach nur Fruchtzucker und Honig besteht zum Großteil aus Fruktose und Glukose. Allerdings braucht man weniger zum Süßen im Vergleich zum Süßen mit Zucker, pi mal Daumen kann man zehn bis 30 Gramm sparen.

Bei Lebensmitteln, die als „zuckerreduziert" oder „ohne Zuckerzusatz" bezeichnet werden ist Achtung geboten, denn
oft sind diese als „gesund" getarnten Lebensmittel wahre
Zuckerbomben. Und nur weil nicht Zucker drauf steht, heißt
das nicht, dass keiner drin ist. Denn hinter Bezeichnungen
wie „zuckerreduziert" oder „ohne Zuckerzusatz" verstecken
sich oft direkte Zuckeraustauschstoffe wie Fruchtzucker,
Maltose, Dextose, Sachharose, Süßungsmittel, künstliche
Aromen etc. Und diese haben einen ähnlichen Effekt auf
den Blutzucker wie reiner Zucker. Ein Glas (250ml) Orangensaft enthält beispielsweise 20 Gramm freien Zucker in
Form von Fructose. Die Empfehlung der Deutschen Gesellschaft für Ernährung (DGE): täglich nicht mehr als zehn
Prozent der Gesamtenergie in Form von Zucker. Bei rund
2000 Kilokalorien entspräche das einer Zuckeraufnahme
von rund 50 Gramm täglich. Hält man sich nun das Glas
Orangensaft vor Augen, dann erkennt man, wie herausfor-
dernd eine zuckerreduzierte Ernährung ist.

2013 untersuchten die Verbraucherzentralen in Deutschland 276 Lebensmittel auf ihren Zuckergehalt hin. Neben
dem Wort Zucker fanden sie 70 Namen für Zutaten zum
Süßen wie Glukosesirup, Laktose, Maltose, Milchzucker (
oder Maltodextrin). Zudem ist in vielen Produkten, die nicht
direkt süß schmecken wie zum Beispiel Leberwurst oder
bei Soßenbindern oder auch fettarmen Light-Produkten oft
Zucker enthalten - in diesen Fällen übernimmt Zucker hier
die Rolle eines Geschmacksverstärkers. Steht auf der Verpackung der Zusatz „reduzierter Zuckergehalt", bedeutet
das lediglich, dass 30 Prozent weniger Zucker als in ver-
gleichbaren Produkten enthalten ist. Und bei „100 Prozent
Frucht", „nur mit natürlicher Süße" oder „ohne Zuckerzusatz" kann man von sehr viel Fruchtzucker im Produkt aus-
gehen.

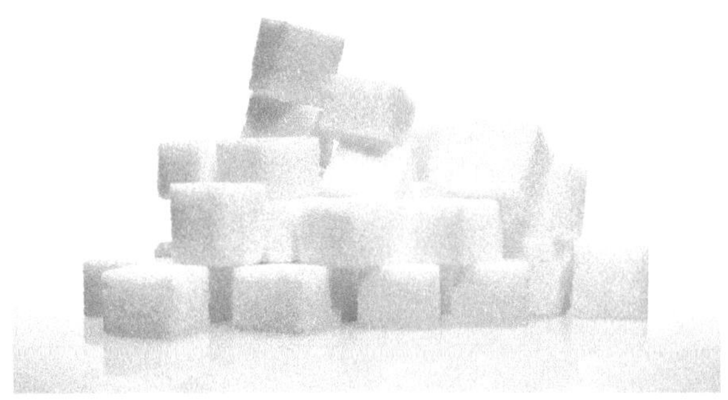

Die Verbraucherzentrale Hessen dazu: „Werbeaussagen wie „ohne Zuckerzusatz" oder „ungesüßt" vermitteln den falschen Eindruck, ein Produkt enthalte kaum oder keinen Zucker. Der Zuckerzusatz ist aber nicht mit dem Zuckergehalt eines Produkts identisch. Auch süßende Zutaten wie Trockenfrüchte oder Molkenerzeugnisse liefern natürlicherweise Zucker. Dann sollte der Hinweis „enthält von Natur aus Zucker" auf der Verpackung stehen, muss aber nicht." Zudem sind häufig Kinderprodukte laut Verbraucherzentrale reicher an Zucker als Produkte, die nicht als Kinderprodukte klassifiziert sind. Eine Gefahr, denn „Kinder gewöhnen sich sehr schnell an die Extraportion Zucker."

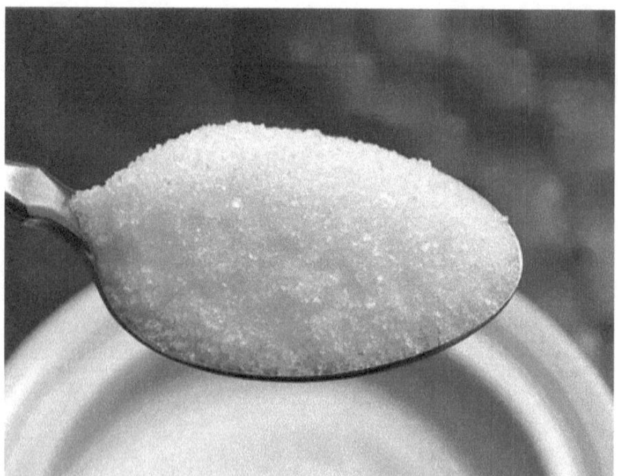

Sanfter Entzug statt kaltem Schweiß

Zucker, genauer gesagt den freien, isolierten Zucker, der Nahrungsmitteln zugesetzt wird, muss man sich abgewöhnen - und das funktioniert am besten Schritt für Schritt. Denn unser Geschmackssinn muss sich erst umgewöhnen an den anfänglich faden Geschmack von zuckerfreien Lebensmitteln und für die natürliche Süße, die in unverarbeiteten Lebensmitteln steckt, neu sensibilisiert werden - und das dauert rund drei Monate. Zu Beginn des Verzichts auf Zucker können deshalb Entzugserscheinung auftreten, die von Heißhungerattacken, Kopfschmerzen, Konzentrationsproblemen, Stimmungsschwankungen bis hin zu Müdigkeit reichen können.

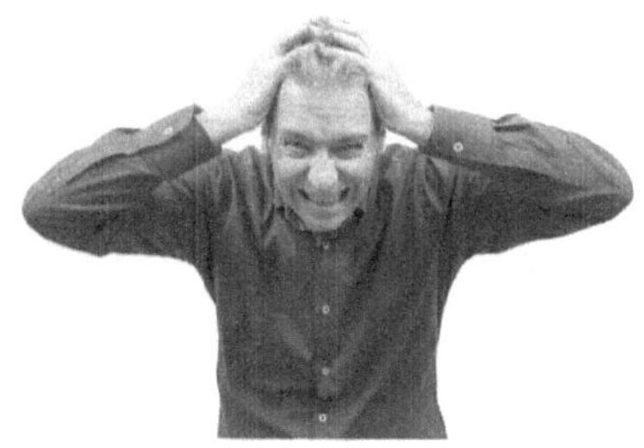

Elektra Polychronidou, Ernährungsexpertin vom Deutschen Institut für Ernährungsforschung Potsdam-Rehbrücke empfiehlt, es langsam angehen zu lassen und die Süßschwelle peu à peu herunterzusetzen: „Reduzieren Sie zum Beispiel nach und nach - über Monate - die Menge Zucker für den Kaffee, bis er irgendwann auch ungezuckert schmeckt. Bei selbst zubereiten Joghurts mit Obst und wenig Zucker oder Backrezepten mit einem Drittel weniger Zucker bestimmen Sie, wie viel Zucker aufgenommen wird." Ganz besonders wichtig dabei: So häufig wie möglich unverarbeitete Lebensmittel verwenden - ganz gemäß dem Clean Eating-Prinzip. Durch das andere Süßgefühl, das wir mit der Zeit der Zuckerabstinenz entwickeln, brauchen wir auf Dauer immer weniger Zucker.

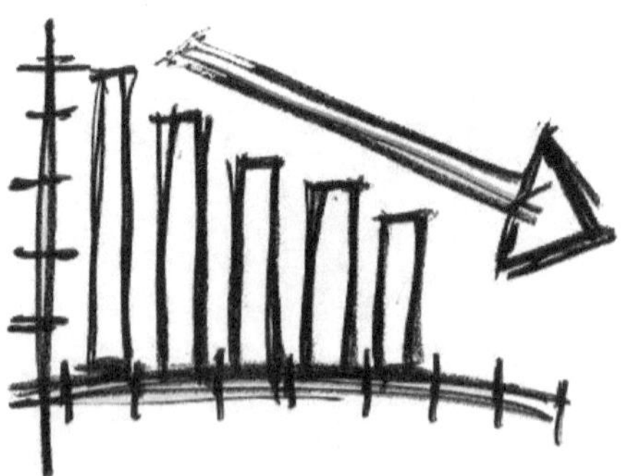

Ein kalter Zuckerentzug ist also gar nicht notwendig. Und überhaupt: Neben Durchhaltevermögen und einem überzeugtem Willen ist Zeit mit Sicherheit eine der wichtigsten Komponenten auf dem Weg zu einem zuckerreduzierten Alltag. Und wenn es dann doch mal unbedingt ein Schokoriegel sein muss, dann heißt es, diesen bewusst zu genießen. Gleiches gilt übrigens auch für das Glas Sekt auf der Hochzeit des besten Freundes oder dem Glas Rotwein vor dem Fernseher.

Denn: „Es gibt keine falschen Lebensmittel, nur einen falschen Umgang damit", wie Gabriele Kaufmann, Ernährungswissenschaftlerin vom Bundeszentrum für Ernährung sagt.

Ihr

M. Rock

Quellen

http://www.actiononsugar.org

http://who.int/mediacentre/news/releases/2015/sugar-guideline/en/

http://www.projekt-gesund-leben.de/2017/02/40-tage-ohne-zucker-das-passiert-im-koerper-projekt-zucker-frei/

http://www.spiegel.de/gesundheit/ernaehrung/stevia-agavensirup-xilit-was-taugen-zuckeralternativen-a-1016545.html

https://kulau.de/blog/zucker-alternativen-kokosbluetenzucker-oder-agavendicksaft

http://www.spiegel.de/gesundheit/ernaehrung/zucker-who-empfiehlt-nicht-mehr-als-sechs-teeloeffel-pro-tag-a-1021798.html

https://ohnly.bio/zuckerfrei-alltag-tipps/

https://www.zdf.de/verbraucher/wiso/zucker-im-alltag-reduzieren-diabetes-und-uebergewicht-vermeiden-100.html

http://www.ndr.de/ratgeber/gesundheit/Zuckerfasten-senkt-Risiko-fuer-Diabetes,zucker504.html

https://www.dr-feil.com/allgemein/zucker.html

http://www.spiegel.de/spiegel/print/d-87997205.html

https://www.verbraucherzentrale.de/wissen/lebens-mittel/gesund-ernaehren/versteckt-und-unentdeckt-suessende-substanzen-in-lebensmitteln-11436

https://www.verbraucherzentrale.de/wissen/lebens-mittel/schlankheitsmittel-und-diaeten/kokosblueten-birkenzucker-stevia-co-natuerliche-suessmacher-o-der-werbemasche-13370

https://www.zentrum-der-gesundheit.de/zucker.html

Wie waren die Informationen?

Solltest Du Gefallen an meinem Buch gefunden haben, wäre ich Dir sehr dankbar für Deine Bewertung. Um eine Bewertung zu hinterlassen,

klicke einfach hier (http://amzn.to/2FdQK4i)

und bewerte das Buch mit einigen kurzen Sätzen.

Das dauert nicht länger als 2 Minuten.

Schreibe, was Dir ganz besonders gut gefallen hat und natürlich auch (konstruktiv), solltest Du etwas vermisst haben. Ich lese wirklich jede Bewertung und jedes persönliche Feedback (*info@rdw-traders-club.de*). Das hilft mir dabei, meine Bücher stetig zu verbessern und den persönlichen Kontakt mit meinen Lesern zu intensivieren.

Auf meiner Facebook Seite, in unserer geschlossenen Gruppe, lade ich Sie gerne ein das wir verschieden aktuelle Erlebnisse Diskutieren können und jeder für sich bewerten kann.

Weil meist gibt es nicht nur eine Wahrheit.

https://www.facebook.com/m.rockit/

Besuche mich auf Homepage:

http://www.rdw-traders-club.de/BUeCHER-VON-RDW

Wenn Du über Aktion und Angebote informiert werden möchtest,

Trage Dich bei unserem Newsletter-dienst ein, versprochen kein Spam.

http://www.rdw-traders-club.de/ep-ages/80159646.sf/de_DE/?Ob-jectPath=/Shops/80159646&ViewAction=ViewNewsletterVielen herzlichen

Dank für Deine Unterstützung.

M. Rock

Rechtliches

Für Fragen und Anregungen:
info@rdw-traders-club.de

BUCHTITEL

Zuckerfrei

Aus der Serie **KURZ UND KANPP**

Auflage,1   JAHR 2018
© by M Rock
Herausgeber dieses Buches ist
VERLAG: Rock die Wellen Traders Club
ADRESSE: An der Brenzbahn 6
PLZ, 89073 **ORT**, ULM
Ansprechpartner Rose, Marcus
Steueridentifikation: USt-IdNr.: DE306394148

Schutz sowie jegliche Bearbeitung der hier erwähnten schöpferischen Elemente sind nur mit ausdrücklicher vorheriger Zustimmung des Autors zulässig. Zuwiderhandlungen werden unter anderem strafrechtlich verfolgt!

Lektorat & Korrektorat: RDW – Traders CLUB

Cover: RDW – Traders CLUB

ISBN-13:   978-1973464228
Druckerei: Amazon Media EU S.à r.l., 5 Rue Plaetis,
L-2338, Luxembourg

> **Mein Facebook Seite**
> **https://www.facebook.com/m.rockit/**

Bücher -Tipps aus meiner Buch- serie
KURZ UND KNAPP

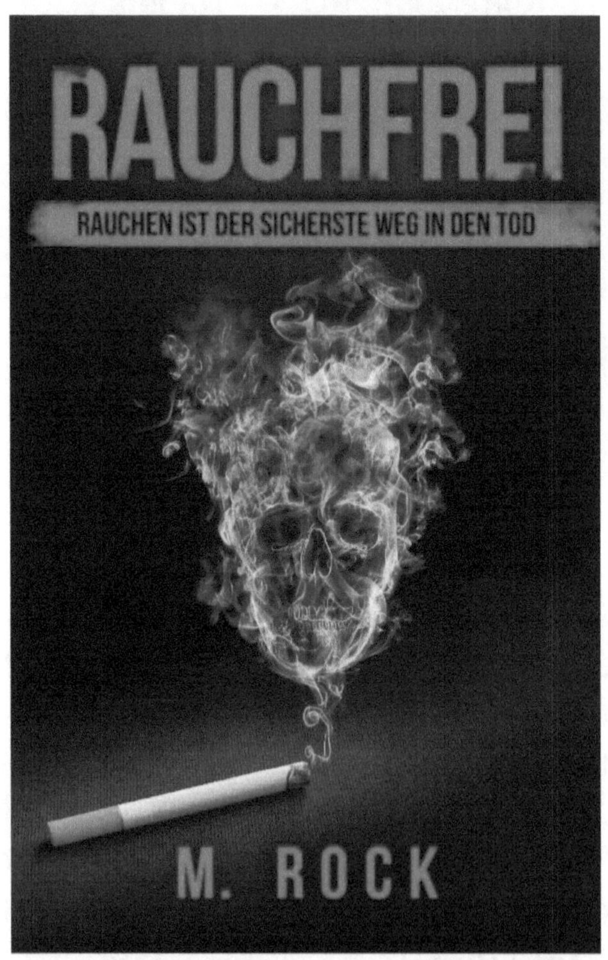

MEHR HIER: RAUCHFREI

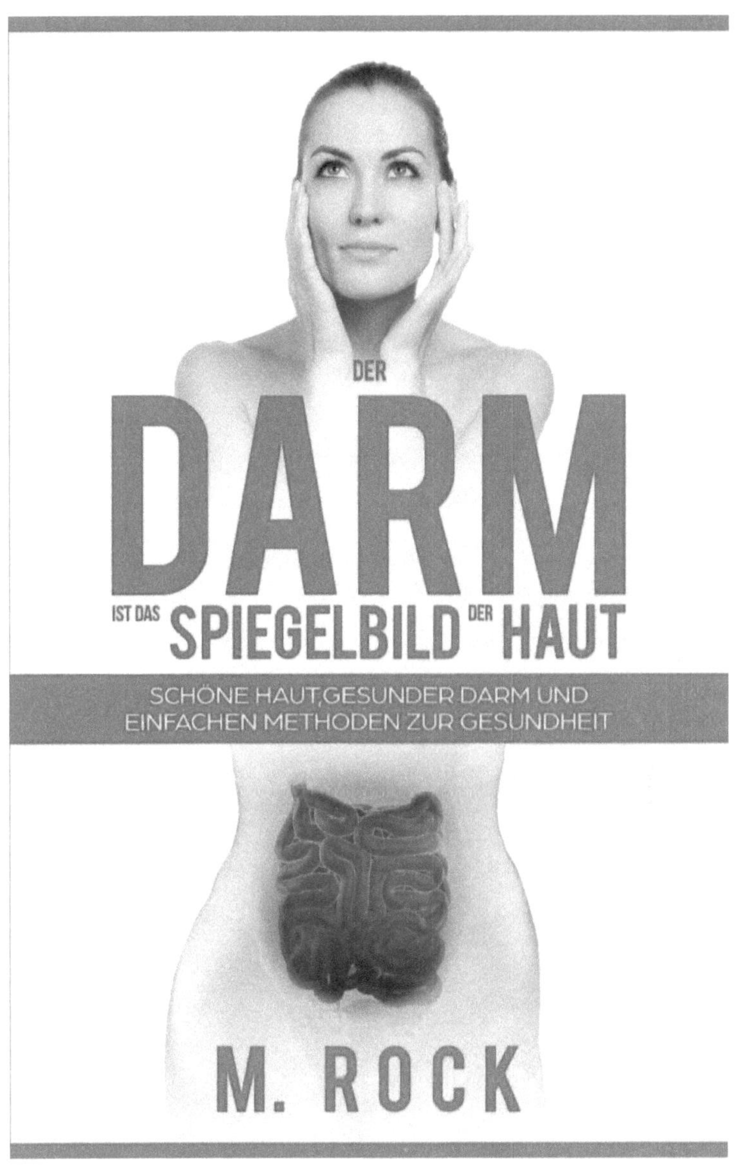

<u>MEHR HIER: Der Darm ist das Spiegelbild der Haut</u>

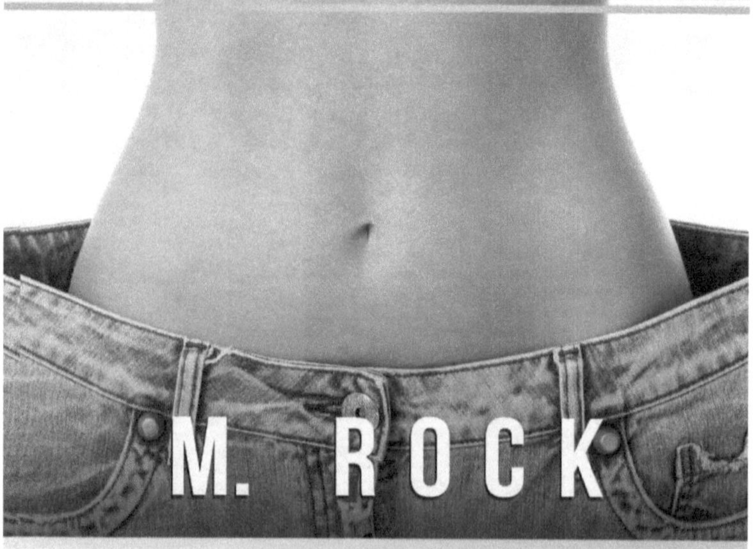

MEHR HIER: EINFACH SCHLANK

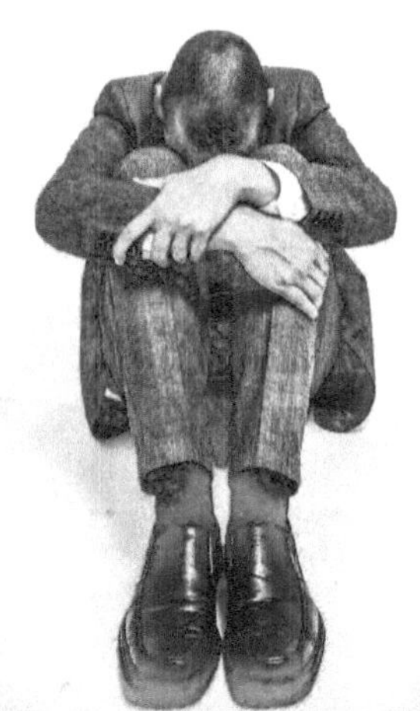

MEHR HIER : Burnout Ver-
stehen
: